AF502436

MAISON MUNICIPALE DE SANTÉ

Service de M. DEMARQUAY

DE L'ANESTHÉSIE LOCALE

PAR

MM. BETBÈZE ET BOURDILLAT

Internes des hôpitaux

1866

DE L'ANESTHÉSIE LOCALE

PAR

MM. BETBÈZE et BOURDILLAT

Internes des hôpitaux

En présence des dangers auxquels expose l'inhalation des agents anesthésiques et des contre-indications nombreuses de leur emploi, on comprend toute l'importance de l'anesthésie locale. Produire, en effet, l'insensibilité dans une partie circonscrite du corps, c'est non-seulement prévenir la douleur, mettre le malade à l'abri de tout danger, mais encore étendre le champ de l'anesthésie.

Les recherches faites dans ce but ne sont pas nouvelles; déjà on avait essayé, mais sans résultat, le magnétisme, l'électricité, la compression des nerfs et des vaisseaux, le protoxyde d'azote, l'acide carbonique, la liqueur des Hollandais, le bromure de potassium et un grand nombre de substances carbonées.

L'anesthésie locale ne date réellement que de la découverte des anesthésiques par excellence : l'éther et le chloroforme (1847). La voie des recherches fut ouverte par les travaux de MM. Serres, Flourens et Longet, qui démontrèrent, sous l'influence des inhalations d'éther, une véritable anesthésie des bords de la langue et de la muqueuse pharyngienne. M. Longet applique ce liquide sur un nerf mis à nu et constate son insensibilité. M. Simpson, professeur à Édimbourg, obtient l'engourdissement de la sensibilité par l'application du chloroforme, mais ne peut prévenir la douleur d'une incision. M. Nunneley, professeur de physiologie à Leeds, expérimente sur les animaux, et arrive à pratiquer presque sans douleur des opérations, tandis que, chez l'homme, il ne détermine que l'engourdissement de la partie. Jules Roux, de Toulon, calme les douleurs des plaies, des moignons des amputés, etc., en y versant de l'éther (1848). De son côté, Aran, médecin de l'hôpital Saint-Antoine, étudie le phénomène au point de vue de ses applications à la thérapeutique (1850).

Les propriétés de l'éther, comme anesthésique local, bien établies, cet agent ne tarda pas à être appliqué. Hardy, accoucheur de Dublin, invente un instrument pour calmer avec le chloroforme les douleurs dans les affections utérines. En France, M. Guérard. médecin de l'Hôtel-Dieu, fait construire un appareil à éthérisation beaucoup plus parfait, et applicable aux opérations (1854). La nouvelle méthode se vulgarise rapidement et donne de bons résultats entre les mains de MM. Nélaton, Richet, Paul Dubois et Demarquay.

On le voit, c'est aux physiologistes français que revient le mérite de l'idée première. C'est aussi à M. Guérard qu'est dû le premier appareil. Dans son principe comme dans son application, l'anesthésie locale a donc une origine toute française.

L'appareil de M. Guérard, construit par M. Mathieu, se compose d'un ventilateur V auquel est adapté un appareil à irrigation d'éther A B C D. Ce dernier comprend un réservoir B à compression continue, dans lequel on verse de l'éther et dont un piston à ressort contenu en A fait passer le liquide très-fin par l'extrémité de la canule D.

Le ventilateur, dirigé vers la partie malade, favorise l'évaporation.

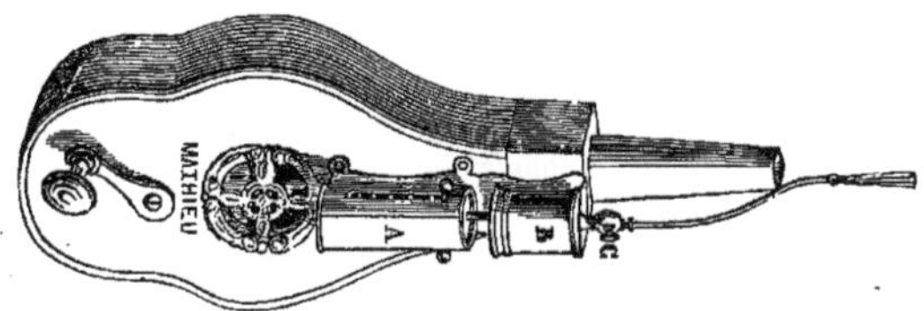

A, Boîte à ressort. — B, Réservoir d'éther. — C, Robinet. — D, Pulvérisateur. — V, Ventilateur.

A côté de l'éther, on trouve à la même époque un agent anesthésique généralement préféré, le mélange réfrigérant. L'influence du froid dans les opérations, déjà remarquée par Larrey à la bataille d'Eylau, par une température de — 19°, ne fut érigée en méthode que par James Arnott, de Brighton, en 1854. M. Velpeau en fait la première application dans l'ongle incarné, la préconise en France et s'en fait le plus ardent défenseur. Quelques années plus tard (1858), M. Parmentier publie dans l'Union Médicale les expériences comparatives faites par M. Demarquay, et conclut à la supériorité de la glace sur l'éther.

Tel était l'état de l'anesthésie locale, lorsque M. Richardson, médecin de Londres, fit connaître, au mois de février dernier, un appareil pulvérisateur de l'éther d'un emploi plus commode et d'un effet plus puissant.

Cet appareil, importé en France par M. Labbé, chirurgien de la Salpêtrière, se compose d'un flacon plein d'éther D muni de deux tubes c et e. Le premier tube, en caoutchouc, se rend dans un système de boules de même substance; l'une B, placée à son extrémité, sert à chasser, par des pressions alternatives, l'air qui entre en p; l'autre C, intermédiaire, est un réservoir destiné à régler sa tension. Le second tube est en métal; d'un côté, il plonge dans le liquide; de l'autre, il communique à l'extérieur par une pointe très-effilée où se fait la pulvérisation. Le mécanisme est extrêmement simple : à chaque pression de la main sur la boule B, l'air passe à la partie supérieure du liquide, le comprime et le force à s'engager dans le pulvérisateur.

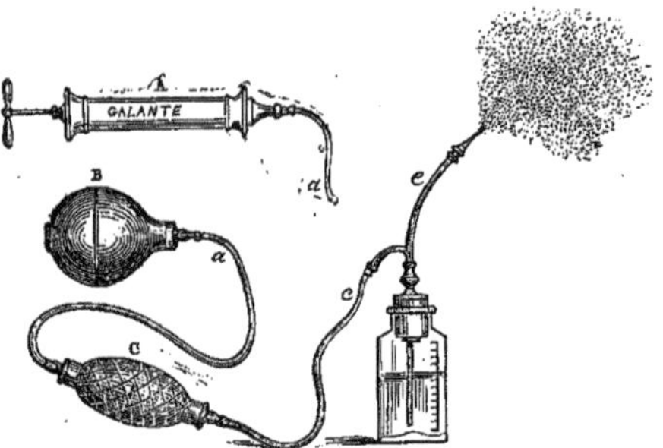

B, Boule à compression. — C, Réservoir. — D, Flacon d'éther. — *ac*, Tube en caoutchouc. — *e*, Pulvérisateur. — *p*, prise d'air, munie d'une soupape.

Cet appareil ne donne qu'un jet intermittent, aussi n'a-t-il pas tardé à être modifié.

M. Sales-Girons substitue à la boule une pompe foulante, qui permet de projeter un volume d'air plus considérable et de maintenir ainsi dans le réservoir une tension plus uniforme. M. Galante, sur les indications de M. Demarquay, a construit un nouveau modèle beaucoup plus puissant et d'un effet plus rapide : il vaporise environ 30 grammes d'éther à la minute.

La figure suivante représente les parties qui le composent :

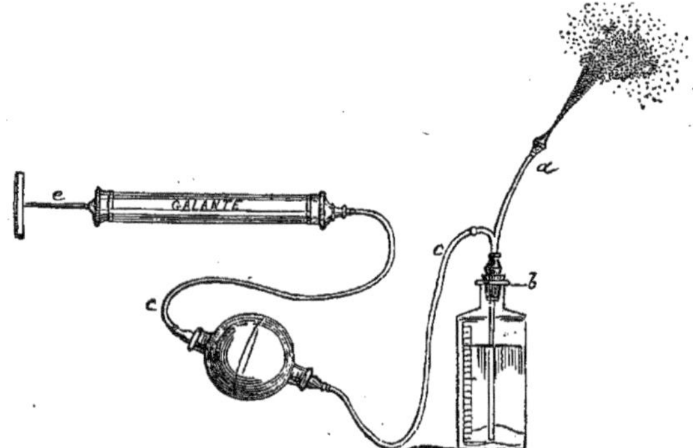

a, Pulvérisateur. — *b*, Col du flacon gradué, traversé par les deux tubes. — *cc*, Tube en caoutchouc. *d*, Réservoir. — *e*, Pompe foulante.

Pour se servir de cet appareil, un aide met en mouvement le piston de la pompe *e*, pendant que le chirurgien dirige le jet d'éther. Le volume plus ou moins considérable du réservoir *d* indique s'il faut modérer ou suspendre les mouvements de la pompe. Le temps nécessaire à l'anesthésie varie de 2 à 4 minutes. La distance du pulvérisateur à la peau doit être au moins de 10 centimètres.

L'éther sulfurique est un liquide qui se volatilise à une température inférieure à celle du corps; sa volatilité est en rapport direct avec son degré de pureté. L'éther est généralement employé sous trois formes principales : l'éther ordinaire, qui marque 56° à l'aréomètre de Beaumé; l'éther rectifié, à 65° B.; et enfin l'éther chimiquement pur, qui marque 66° B. Le premier, qui est l'éther des hôpitaux, contient 29 p. 100 d'alcool à 90°; le second, éther pur du commerce, en renferme de 2 à 3 p. 100; enfin le troisième, qu'on doit à MM. Regnaut et Adrian, présente un degré de pureté parfaite. Ce dernier se volatilise à 35°,5; les autres exigent une température beaucoup plus élevée.

Versé sur la peau, l'éther y produit d'abord une sensation de fraîcheur, puis de froid intense, qui peut aller jusqu'à simuler la brûlure. Si son action se prolonge, l'anesthésie survient. En même temps, la peau pâlit, se durcit, et le tissu cellulaire participe à ce phénomène, sans prendre cependant cette fermeté que lui donne la glace. Une réaction légère arrive ordinairement.

La profondeur à laquelle agit l'éther en se vaporisant ne peut être appréciée par l'étude des températures. Le phénomène douleur, étudié plus loin, pourra seul en donner la mesure.

Il était intéressant d'étudier comment l'éther produit l'anesthésie. Cette question, vivement discutée à une autre époque, a donné lieu à une polémique intéressante à la Société de chirurgie, lors de la présentation du mémoire de M. Richet en 1854. S'appuyant sur les idées qui avaient alors cours dans la science, ainsi que sur les expériences de MM. Serrres, Flourens et Longet, sur celles de Nunneley et sur les siennes propres, M. Richet soutenait que l'éther produisait l'anesthésie de deux manières : par réfrigération et par une action stupéfiante sur les nerfs périphériques. Mais cette opinion fut vivement combattue. Des expériences contraires vinrent démontrer, d'une part, que l'éther ne produit pas l'anesthésie sans vaporisation préalable; de l'autre, que l'éther amène, en s'évaporant, un abaissement considérable de température, lequel est toujours en rapport avec une modification correspondante de la sensibilité. Il en résulte donc qu'il y a entre ces deux phénomènes une relation de cause à effet.

Nous avons renouvelé nous-mêmes les expériences de MM. Lecomte et Follin, et nous sommes arrivés aux résultats suivants :

Dans une première expérience, nous avons entouré de coton la boule d'un thermomètre, puis nous y avons versé goutte à goutte une certaine quantité d'éther, en ayant soin de favoriser l'évaporisation à l'aide d'un soufflet. Après cinq minutes, le thermomètre était descendu à 8° au-dessous de zéro, température qu'il n'a pu dépasser. L'éther employé était celui des hôpitaux.

Avec l'éther rectifié, MM. Lecomte et Follin avaient produit une température de — 17°. Nous avons obtenu les mêmes chiffres après deux minutes avec l'éther à 65° B.

Répétant la même expérience avec l'éther d'Adrian, nous avons, dans le même temps, fait descendre le thermomètre à 22° au-dessous de zéro.

Dans une seconde expérience, le thermomètre placé dans le jet de vapeur fourni par notre pulvérisateur a donné 17° au-dessous de zéro, en deux minutes, avec l'éther des hôpitaux.

Les résultats furent identiquement les mêmes avec l'éther d'Adrian, ce qu'il faut sans doute attribuer à la formation sur la boule du thermomètre d'une épaisse couche de glace qui l'isolait du jet de vapeur.

Voulant mesurer la température de la peau, nous avons placé un thermomètre dans le creux de la main, puis nous avons versé l'éther peu à peu, en activant l'évaporation comme précédemment, la température est descendue à 4° au-dessous de zéro. La même expérience, renouvelée sur d'autres parties du corps, a donné les mêmes résultats.

Nos recherches nous conduisent donc aux mêmes conclusions que celles de MM. Lecomte et Follin, c'est-à-dire que c'est par le froid que les vapeurs d'éther amènent l'anesthésie locale. Elles démontrent encore la supériorité des nouveaux appareils. et de l'éther d'Adrian pour la réfrigération. Il nous reste à les étudier maintenant comme prophylactiques de la douleur.

De nombreuses applications d'anesthésie locale viennent d'être faites dans le service de M. Demarquay. Nous en donnons plus loin les observations, que nous ferons suivre des conséquences cliniques qui en découlent et de nos conclusions générales sur la valeur du nouveau procédé.

Avant de rien entreprendre, M. Demarquay a le soin de bander les yeux des malades. Cette précaution permet de les opérer souvent à leur insu, et de mieux faire la part de l'émotion et de la douleur ; elle permet ainsi d'apprécier les sensations réelles des malades en leur enlevant jusqu'à la notion du moment où on les opère.

Obs I. — *Fistule à l'anus.* — M. X..., 32 ans, entre avec une fistule, dont le début remonte à un an.

A l'examen, on trouve un trajet fistuleux remontant assez haut dans le rectum, où il vient s'ouvrir, avec des décollements étendus, sur la fesse gauche.

Opéré le 3 mai, le malade accuse sous l'influence de l'éther une sensation de brûlure très-vive au commencement, mais qui devient bientôt supportable. Les incisions, au nombre de trois, furent à peine senties, car ce n'est qu'au moment où le bistouri entama la muqueuse rectale, moins anesthésiée, que le malade se plaignit un peu.

L'anesthésie fut obtenue à une température de 15° au-dessous de zéro, après 3 minutes.

Pas d'hémorrhagies consécutives ; mais la plaie a présenté une marche un peu longue vers la cicatrisation, qu'on a dû favoriser par des cautérisations fréquentes de nitrate d'argent.

Obs. II. — *Squirrhe du sein.* — Mme X..., 64 ans, entre pour une tumeur cancéreuse du sein droit.

M. Demarquay pratique sur la peau deux incisions en croissant de 7 centimètres environ. Ce premier temps de l'opération n'est que vaguement perçu. La dissection des parties profondes cause une douleur, mais qui n'est pas comparable à celle qu'eût déterminée la même opération sans l'anesthésie localisée.

L'insensibilité était complète après 4 minutes, pendant lesquelles le thermomètre descendit à — 12°.

La plaie a présenté dans sa cicatrisation une certaine lenteur. Rougeur érysipélateuse vers le septième jour. Pâleur des bourgeons charnus ; dans les derniers temps, petits abcès au voisinage de la plaie.

Obs. III. — *Fistule à l'anus.* — M..., 52 ans, entre pour une fistule à l'anus datant de six mois, et qui remonte assez haut dans le rectum. Décollements étendus.

Opération pratiquée le 4 mai. L'éthérisation donne une sensation de froid excessif. A la peau, les incisions très-profondes se font sans douleur ; mais à la muqueuse rectale, moins anesthésiée à cause de sa profondeur, l'instrument fut senti.

Anesthésie après 2 minutes et par — 15°.

Pas d'hémorrhagies consécutives. Marche longue de la plaie qui, un mois plus tard, n'est pas cicatrisée, malgré des cautérisations répétées de nitrate d'argent.

Obs. IV. — *Hypertrophie partielle de la mamelle.* — Mlle X..., 25 ans, porte une hypertrophie de la mamelle gauche datant de plusieurs mois.

La partie malade est enlevée le 6 mai. L'éther cause une sensation de brûlure légère. Les divers temps de l'opération sont suivis par la malade, mais l'analgésie n'en est pas moins parfaite.

L'anesthésie se produisit après 4 minutes. La température des téguments était à ce moment à — 10°.

Une heure après, il se fit une légère hémorrhagie en nappe, qui s'arrêta par l'application d'éponges.

La malade sortit le 22 mai, complétement guérie.

Obs. V. — *Abcès par congestion.* — Mlle X..., 19 ans, avait à la région lombaire droite un abcès volumineux consécutif à un mal vertébral de Pott.

Le 8 mai, on fit deux ponctions à 8 centimètres l'une de l'autre. Il n'y eut pas de douleur, et la malade n'eut pas conscience de l'opération.

L'éthérisation fut continuée pendant 1 minute 1/2, et la température s'abaissa à — 10°.

Obs. VI. — *Phlegmon du petit doigt.* — M. X..., 53 ans, présente un gonflement de la main droite, avec inflammation et abcès du petit doigt, consécutifs à une chute.

Une incision est faite sur la face dorsale du doigt (8 mai).

L'éther a donné une sensation excessive de froid et des picotements désagréables. Absence totale de douleur par l'incision.

Anesthésie après 2 minutes 1/2, par — 17°.

OBS. VII. — *Ostéite du fémur; abcès circonvoisins.* — M. X..., 15 ans, présente sur la partie moyenne de la face externe de la cuisse un abcès assez vaste, dont l'ouverture est pratiquée le 10 mai dans une étendue de 3 centimètres environ.

L'incision de la peau n'a pas été sentie; mais plus profondément il s'est manifesté de la douleur, bien diminuée cependant par l'éthérisation qui, continuée jusqu'à la fin, a produit une température de — 12°.

Deux heures après, hémorrhagie consécutive, facilement arrêtée par des tampons de charpie.

Le 29 mai, nouvelle incision d'environ 4 centimètres pour ouvrir un second abcès plus considérable que le premier, et situé sur la face antérieure de la cuisse. L'éther produit une sensation douloureuse qui se calme peu à peu. L'incision fut à peine perçue. Du reste, dans le premier comme dans le second cas, l'enfant se montrait très-effrayé de l'opération.

Le jet de l'éther, dirigé comme précédemment dans la plaie, a produit un froid de — 14°.

OBS. VIII. — *Panaris de l'index droit; phlegmon de la main consécutif.* — M. X..., 42 ans, atteint d'un panaris depuis plusieurs jours, présente à son entrée les lésions suivantes : Exfoliation prochaine du tendon fléchisseur mis à nu, perte des mouvements de flexion de l'index, et présence du pus, auquel on donne issue le 10 mai par une incision longitudinale le long de la face palmaire du doigt.

L'anesthésie a été produite après 2 minutes 1/2 et par — 15°.

Le malade n'a éprouvé qu'une sensation d'engourdissement et de picotements sous l'influence de l'éther, mais n'a pas senti la présence du bistouri.

L'inflammation s'est arrêtée, et la plaie a présenté une marche ordinaire.

OBS. IX. — *Kyste mélicérique de la joue.* — Mⁿᵉ X..., 16 ans, portait à la joue droite un kyste assez volumineux. L'ouverture en fut pratiquée le 11 mai, par la bouche.

L'application de l'anesthésie locale présenta quelques difficultés. Les vapeurs d'éther suffoquaient la malade et causaient sur les muqueuses une vive sensation de brûlure.

Une insensibilité relative put néanmoins être obtenue, et l'incision de la tumeur causa peu de souffrances.

L'éthérisation dura 2 minutes. La température ne put être prise.

OBS. X. — *Kyste de la région sous-hyoïdienne.* — M. X..., 22 ans, entre pour un kyste mélicérique situé à la partie inférieure de la région sous-hyoïdienne.

Le 12 mai, dissection du kyste, qui donne issue à de la matière fluide et blanchâtre. Impressionné par les vapeurs d'éther et un léger picotement, le malade n'a pu ni sentir l'incision, ni reconnaître le moment où on l'a pratiquée.

L'anesthésie fut obtenue par 15° au-dessous de zéro, après 2 minutes 1/2.

Marche régulière de la cicatrisation.

OBS. XI. — *Cloison vaginale circulaire.* — Mᵐᵉ X..., 22 ans, porte l'anomalie suivante : Présence à leur place habituelle des caroncules myrtiformes débris de l'hymen. A 2 centimètres en arrière, existence d'une cloison percée à son centre et très-résistante. Opération le 12 mai.

Un spéculum à forme spéciale est mis en place, et l'on dirige pendant une minute et demie la pulvérisation sur la muqueuse vaginale, au niveau de l'obstacle.

L'éther détermine une vive sensation de brûlure qui occasionne des phénomènes nerveux et empêche de porter l'anesthésie au degré convenable.

Deux incisions sont faites sur la cloison, l'une à droite, l'autre à gauche. Elles furent à peine senties par la malade qui, dans cette opération, n'a trouvé de douloureux que l'éther.

Petite hémorrhagie, dans la journée, facilement arrêtée par des tampons de charpie.

Obs. XII. — *Abcès de la partie interne de la cuisse, consécutif à des injections de perchlorure de fer dans des varices.* — M. X..., 23 ans, présente sur le membre inférieur gauche des varices et quelques ulcères. Des injections de perchlorure de fer sont pratiquées en trois points différents, deux à la jambe, un à la cuisse. C'est au niveau de ce dernier qu'est survenu un abcès, ouvert le 14 mai. La pulvérisation de l'éther a donné la sensation de brûlure. C'est tout ce qu'a senti le malade, comparant l'incision au frottement de l'ongle sur la peau.

L'anesthésie a été produite après 2 minutes 1/2, et par 12° au-dessous de zéro.

Marche lente de la cicatrisation, aidée par des cautérisations au nitrate d'argent.

Obs. XIII. — *Kyste sébacé du front.* — M. X..., 30 ans, portait au front un kyste sébacé de la grosseur d'un pois.

M. Demarquay en fit l'ablation le 16 mai, sans causer de douleur au malade.

L'anesthésie eut lieu après 2 minutes, au bout desquelles la température descendit à — 14°.

La plaie s'est réunie par première intention.

Obs. XIV. — *Cancroïde du rectum.* — M. X..., 55 ans, entre le 9 mai pour un cancer épithélial, bien limité par le doigt à sa partie supérieure, et laissant intacts les organes voisins.

L'extirpation de la partie inférieure du rectum est pratiquée le 18 mai, par M. Demarquay, à l'aide de l'anesthésie locale.

Celle-ci est obtenue pour les parties extérieures après trois minutes et demie, et par une température de — 16°. Aussi la première incision, qui contourne la circonférence de l'anus, n'est-elle pas sentie par le malade. Le bistouri, en pénétrant plus profondément pour couper le muscle sphincter pendant qu'on continue la pulvérisation, commence à déterminer une certaine douleur. La dissection de la face postérieure et des faces latérales du rectum, au milieu de la vapeur d'éther, cause une douleur plus grande. Le mélange du sang et du liquide anesthésique, en empêchant de bien reconnaître les parties, et de saisir, pour les lier, les artères qui donnent, amène bientôt d'assez grandes difficultés.

Faisant cesser de temps en temps la pulvérisation, M. Demarquay peut continuer l'opération jusqu'au moment où, voulant détacher la partie d'intestin malade, il place des ligatures préalables sur les vaisseaux hémorrhoïdaux pour les couper ensuite. A ce temps de l'opération, l'anesthésie locale est supprimée et remplacée par le chloroforme qu'on fait respirer à faible dose. Les ligatures étant placées, et l'intestin coupé au-dessous, on achève d'enlever complétement la tumeur.

Trois morceaux d'éponges sont placés dans la plaie comme moyen hémostatique.

Pas d'hémorrhagie consécutive. Les éponges enlevées, la plaie se présente sous un très-bon aspect.

Obs. XV. — *Abcès du périnée.* — M. X..., 74 ans, entre avec un rétrécissement de l'urèthre et un abcès consécutif du périnée.

Ouverture pratiquée le 21 mai. C'est à peine si le froid produit a incommodé le malade. Quant à l'incision, il n'en a pas eu même la notion.

Anesthésie après 2 minutes 1/2 par — 14°.

On a vu au contraire, les jours suivants, de simples compressions pour faire évacuer le pus être vivement ressenties. Marche ordinaire de la plaie.

Obs. XVI. — *Phimosis.* — M. X..., 27 ans, contracte un chancre du prépuce qui s'accompagne de phimosis très-prononcé.

Le 21 mai, section du prépuce à sa partie supérieure, dans toute sa hauteur.

La sensation de froid intense, puis de brûlure, produite par l'éther, détermine chez le malade une surexcitation générale, avec douleurs lancinantes très-vives.

L'incision n'amène qu'une douleur modérée très-supportable.

Anesthésie après 3 minutes, par — 15°. Pulvérisation continuée pendant l'opération.

Une heure après, hémorrhagie consécutive, qui ne peut être arrêtée que par l'application de trois serres-fines. — Pas de réaction bien sensible.

Obs. XVII. — *Anthrax.* (Nous devons cette observation et la suivante à notre ami et collègue M. Meuriot.) — M. X..., 58 ans, entré dans le service de M. Bourdon, médecin de la Maison municipale de santé, pour un ramollissement cérébral, fut atteint, le long du pli interfessier, d'un anthrax long de 14 centimètres et large de 6.

Le 21 mai, M. Meuriot, interne du service, pratiqua une incision cruciale profonde de 5 centimètres. Le malade dit ne pas avoir souffert de l'incision, reconnaissant toutefois qu'il a eu conscience de ce qu'on lui faisait. L'éthérisation a duré 3 minutes.

L'éther projeté s'est insinué dans le pli interfessier et a gagné les bourses; alors le malade a accusé à ce niveau une sensation de brûlure, qui l'a fait souffrir encore un assez long temps.

Les jours suivants, la plaie est pâle. Peu de tendance à la cicatrisation.

Le 28 mai, la plaie est plus rose; le 31 mai, la cicatrisation marche bien.

Obs. XVIII. — *Anthrax.* — Mᵐᵉ X..., 50 ans, entrée dans le service de M. le docteur Bourdon pour une tumeur cérébrale de nature syphilitique, présente à la fesse gauche, dans un point voisin du pli interfessier, un anthrax très-étendu.

Le 22 mai, M. Meuriot pratique, à l'insu de la malade, une incision longue de 11 centimètres et profonde de 4 centimètres environ. La malade ne ressentit aucune douleur. Elle ne sut même pas qu'on lui avait fait une incision; elle ne l'apprit que le lendemain.

La plaie présenta, les jours suivants, un peu de pâleur sur ses bords.

Néanmoins, la cicatrisation se fit rapidement. Au 31 mai, elle est presque complète.

3 juin. Adénite suppurée de l'aine droite. Ouverture par l'anesthésie locale, sans douleur.

Obs. XIX. — *Onyxis.* — Mme X..., 30 ans, souffrait depuis longues années d'un onyxis au gros orteil gauche.

M. Demarquay l'opéra le 24 mai. L'ongle fut arraché sans douleur. La matrice en fut enlevée à une grande profondeur sans causer aucune souffrance à la malade.

L'anesthésie eut lieu après 2 minutes.

La malade eut quelques instants plus tard une syncope légère, qu'il faut sans doute rattacher à la présence dans l'air d'une grande quantité d'éther.

Marche régulière de la plaie.

Obs. XX. — *Anthrax du bras.* — M. X..., 61 ans, entré pour une affection de la moelle épinière, présente en même temps, à la partie supérieure et externe du bras gauche, un anthrax dont l'étendue peut être comparée à celle de la paume de la main.

M. Demarquay pratique une incision cruciale le 25 mai.

L'anesthésie a été obtenue après 3 minutes et par une température de — 15°.

L'éther a donné au malade une vive sensation de froid, comparable à des piqûres d'épingle. Des deux incisions longues et profondes, la première n'a pas été sentie ; la seconde n'a causé un peu de douleur que vers la fin, c'est-à-dire dans une partie déclive que le jet d'éther n'avait pu complétement atteindre.

La peau s'est sphacélée les jours suivants dans toute l'étendue de la plaie ; mais celle-ci présente un bon aspect et suit une marche ordinaire.

Obs. XXI. — *Fistule de la région sus-hyoïdienne.* — M. X..., 23 ans, entre pour une fistule assez étendue, consécutive à un abcès développé il y a un an à la région sus-hyoïdienne.

25 mai. Incision cruciale et cautérisation du trajet fistuleux.

Le contact de l'éther n'a pas amené la moindre sensation désagréable. L'incision n'a pas été sentie, pas plus que la cautérisation au nitrate d'argent, ni la ligature d'une artériole ; pas d'hémorrhagies consécutives.

Anesthésie après 2 minutes 1/2, par — 15°.

Obs. XXII. — *Incision du frein du prépuce.* — M. X..., 23 ans, présente un phimosis congénital, causé par la brièveté du frein.

On pratique sa section le 25 mai.

L'éther en contact avec la muqueuse du gland y détermine une sensation de brûlure, qui amène une agitation assez grande. La section par les ciseaux n'est pas sentie.

Le lendemain on croit voir une injection plus forte qu'à l'ordinaire, mais la cicatrisation s'est faite normalement.

Anesthésie après 1 minute 1/2, et par — 14°.

Obs. XXIII. — *Kystes synoviaux du dos du poignet et de la main droite.* — M. X..., 30 ans, présente des kystes d'abord développés sur le dos de la main droite, puis sur le poignet. Ponction le 24 mai, faite aux deux points extrêmes.

Le contact de l'éther n'a donné d'autre sensation qu'un picotement très-supportable. Des deux incisions, la première n'a pas été sentie ; la seconde a produit la sensation d'une piqûre d'épingle. Une injection de teinture d'iode ne fut pas sentie davantage, pas plus que les pressions assez fortes exercées pour faire sortir les grains riziformes contenus dans les kystes.

Anesthésie après 3 minutes, et par — 14°.

Une heure après, on exerce de nouvelles compressions pour faire sortir les grains qui pouvaient rester encore. Ces compressions furent seules douloureuses.

Obs. XXIV. — *Fissure à l'anus.* — Mme X..., 25 ans, est atteinte depuis deux ans d'une fissure à l'anus, pour laquelle on pratique la dilatation le 26 mai.

L'éther produisit une sensation de brûlure à la vulve, où il s'écoulait après s'être liquéfié.

L'écartement ne fut pas complétement exempt de douleur. Pourtant il y avait une insensibilité véritable de toutes les parties superficielles.

L'éthérisation dura 2 minutes, et fit descendre le thermomètre à — 14°.

Dix minutes après l'opération, syncope légère. L'anus et la vulve restent douloureux pendant plusieurs heures.

Obs. XXV. — *Ectropion de la paupière inférieure; œil droit.* — M. X..., 65 ans, est opéré le 26 mai d'un ectropion assez prononcé, avec rougeur excessive et gonflement de la muqueuse. Celle-ci est excisée sans que le malade se soit douté de l'emploi d'aucun instrument, si bien qu'il n'apprit que le lendemain la nature de l'opération.

L'action de l'éther sur l'œil fut plus douloureuse que ne l'aurait été l'incision elle-même.

Pas d'accidents, ni de réaction sensible.

Obs. XXVI. — *Phlegmon de la cuisse.* (Observation recueillie par notre ami et collègue M. Tixier.) — M. X..., 39 ans, entré pour une affection goutteuse dans le service de M. le docteur Cazalis, présentait depuis quelques jours, à la face antérieure de la cuisse, un phlegmon peu profond, mais étendu en surface.

Le 26 mai, M. Demarquay en fit l'ouverture. L'éther, bien loin d'être douloureux, avait produit une grande sensation de bien-être. L'incision, qui offrait une longueur de 6 centimètres et une profondeur de 1 centimètre environ, ne causa aucune douleur au malade. Il n'eut la notion de ce qui venait de se passer que lorsqu'on lui eut découvert les yeux.

L'anesthésie était complète après 2 minutes 1/2, par une température de — 15°.

La guérison s'est faite d'une manière régulière.

Obs. XXVII. — *Phimosis.* — M. X..., 55 ans, contracte un chancre du prépuce, qui amène à la suite de plusieurs cautérisations un gonflement considérable, bientôt suivi d'un phimosis très-douloureux.

M. Demarquay pratique, le 29 mai, l'incision dorsale du prépuce dans toute sa hauteur.

Anesthésie après 2 minutes, et par — 14° au-dessous de zéro.

Le jet de l'éther donne au malade un vif sentiment de brûlure qui se produit jusque sur les bourses mouillées aussi par le liquide. Mais le tranchant de l'instrument fut à peine senti. Le malade dut se convaincre par ses yeux que l'opération était faite.

Pas d'hémorrhagie consécutive ni de réaction inflammatoire.

Obs. XXVIII. — *Panaris de l'index; phlegmon consécutif de la main droite.* — Mme X..., 45 ans, se présente avec un panaris qui a amené la mortification de l'index et un phlegmon de la main.

Le 30 mai, on pratique à la partie supérieure de la main une profonde incision. L'éther, loin d'être douloureux, avait causé à la malade une sensation agréable.

L'insensibilité était parfaite et le bistouri ne produisit pas de douleur.

L'anesthésie existait après 2 minutes, avec une température de — 16°.

Obs. XXIX. — *Hypertrophie partielle du sein.* — Mlle X..., 25 ans, est atteinte d'une hypertrophie partielle du sein droit. La partie malade est enlevée le 31 mai. L'incision de la peau ne s'accompagne d'aucune douleur. La dissection des parties profondes n'en est pas complétement exempte ; mais elle est loin d'être en rapport avec le volume de la tumeur, qui pèse 165 grammes.

L'éthérisation fut continuée pendant 5 minutes et détermina un abaissement de température de — 12°.

Marche régulière de la plaie.

Obs. XXX. — *Épithélioma.* — Mme X..., 25 ans, portait depuis longtemps à la partie moyenne et antérieure de la jambe une petite tumeur, qui était le siége de vives souffrances.

M. Demarquay en fit l'ablation le 2 juin, sans que la malade ressentît aucune douleur, ni même sans qu'elle en eût conscience.

L'anesthésie était parfaite après 3 minutes. Le thermomètre marquait alors — 12°.

Obs. XXXI. — *Adénite inguinale double.* — M. X..., 22 ans, présente, au niveau du pli de l'aine, et de chaque côté, un engorgement ganglionnaire qu'il attribue à des excès de marche. Ni les organes génitaux, ni les parties voisines ne paraissent en être le point de départ.

Quelques jours après son entrée, on constate une légère fluctuation, et l'on procède, le 8 juin, à l'ouverture des deux abcès.

Le jet d'éther, dirigé pendant 2 minutes, ne donne qu'une impression de froid supportable. Quant à l'incision pratiquée des deux côtés, profondément et sur une étendue de 4 centimètres, elle ne fut pas sentie. Marche régulière de la plaie.

Obs. XXXII. — *Extraction d'une balle.* — M. X..., 29 ans, présente, à la région temporale droite, une plaie par arme à feu, au fond de laquelle se trouve encore la balle. Celle-ci, dirigée obliquement d'arrière en avant, a pénétré à 3 centimètres de l'apophyse orbitaire externe, dans l'épaisseur de laquelle elle est venue fortement s'engager. L'ouverture d'entrée, parfaitement régulière, mesure 1 centimètre de diamètre environ. Les téguments, enflammés, présentent dans une certaine étendue un engorgement avec ecchymose. L'exploration avec le stylet fait reconnaître, au fond de la plaie, la balle fixée dans le tissu osseux.

Son extraction est pratiquée le lendemain de l'accident, par M. Demarquay, au moyen de l'anesthésie locale.

L'éthérisation, continuée pendant deux minutes, est facilement supportée par le malade ; la température des tissus s'est abaissée à — 11°. M. Demarquay fait une incision cruciale assez profonde qui ne cause pas la moindre douleur ; puis, à l'aide d'une spatule convertie en levier, il réussit après plusieurs efforts à retirer la balle. Ce dernier temps de l'opération a seul causé quelque douleur.

Cette observation se présente avec un intérêt d'actualité qui la recommande à l'attention des chirurgiens, car elle montre tout l'avantage qu'on pourrait retirer de l'anesthésie locale dans une opération fréquente sur les champs de bataille.

Un certain nombre d'autres opérations aussi concluantes ont été également faites dans le service de M. Demarquay. Mais nous en arrêtons ici la nomenclature pour éviter des redites inutiles.

On voit que l'anesthésie locale a prévenu la douleur dans la plupart des cas qui précèdent. Dans les autres, la sensibilité paraîtra fort émoussée, si l'on compare l'intensité de la douleur perçue à l'importance d'opérations, telles que l'extirpation de tumeurs du sein (obs. II et XXIX), l'ablation du rectum (obs. XIV). L'élément douleur, dans ces derniers cas, marque par son apparition le point où cesse l'anesthésie.

La profondeur à laquelle elle s'étend est variable ; nous l'avons vue dans les observations XVII et XVIII descendre à 4 et 5 centimètres.

Le temps nécessaire à sa production a varié entre 1 minute 1/2 et 5 minutes ; en moyenne, il a fallu de 2 à 3 minutes.

La température la plus basse a été de — 17° dans un cas, et la plus élevée de — 10° dans deux cas ; mais, en général, elle a oscillé entre — 12° et — 15°.

Les effets douloureux de l'éther n'ont été ressentis que dans quelques cas seulement. Les muqueuses y paraissent surtout prédisposées. La peau du scrotum s'est montrée également fort sensible. Dans les cas d'inflammation franche, son action est plutôt agréable.

Sur les trente-deux opérations, nous en avons vu quatre suivies d'hémorrhagies consécutives, peu considérables d'ailleurs et très-facilement arrêtées (obs. IV, VII, XI et XVII).

Si maintenant nous examinons la marche des plaies, nous la trouvons régulière, excepté dans quelques cas où la cicatrisation s'est faite avec lenteur (obs. I, II, III). Dans l'observation XX, la peau s'est sphacélée ; mais c'est là un accident fréquent dans l'anthrax.

Rapprochons de ces faits les résultats obtenus ailleurs. En Angleterre, l'ovariotomie, l'amputation d'un doigt, l'extirpation d'un lipome, l'opération césarienne elle-même ont été pratiquées sans douleur. En France, M. Labbé a employé avec succès l'anesthésie locale pour l'ongle incarné. A l'Hôtel-Dieu, M. Dolbeau qui compte aussi plusieurs succès, l'a même appliquée à la résection de l'épaule. Le résultat incomplet est une preuve de plus de l'insuffisance de l'anesthésie locale dans les opérations d'un certaine gravité. M. Tillaux, chirurgien de Bicêtre, a également obtenu des résultats très-concluants.

M. le docteur Magitot a appliqué l'anesthésie locale à l'avulsion des dents, et il en a retiré de bons effets dans un certain nombre de cas. Il conseille d'en réserver l'emploi pour les dents situées à la partie antérieure de la bouche, et pour celles dont la pulpe est détruite et qui déterminent la périostite.

L'ensemble de tous ces faits consacre l'excellence de l'anesthésie locale par éthérisation. Aussi son emploi s'étend-il de jour en jour, car elle donne plus d'assurance au chirurgien dont elle étend la liberté d'action. Chaque administration du chloroforme, il faut bien le reconnaître, est une question de vie ou de mort, quelques précautions qu'on prenne, question d'autant plus inquiétante que l'opération est plus simple; et si l'on songe que le plus grand nombre de cas funestes sont survenus dans ces petites opérations sans importance par elles-mêmes, on comprendra toute la faveur à laquelle est appelée l'anesthésie locale. Par la simplicité de l'appareil, elle devient une précieuse ressource pour les médecins de la province. Les uns, par leur isolement, manquent des aides nécessaires à la chloroformisation; les autres, effrayés de ses dangers, hésitent à l'appliquer et n'ont recours à ce moyen que dans les cas extrêmes.

L'anesthésie locale devient la seule méthode applicable dans les opérations de petite chirurgie. On l'emploiera dans les ouvertures d'abcès, les anthrax, les phlegmons, les panaris. Elle est encore indiquée dans les fistules, le phimosis, les débridements de toutes sortes. Elle donnera enfin de bons résultats dans l'extraction des corps étrangers, dans l'onyxis, dans l'ablation de tumeurs peu volumineuses, telles que cancers, lipomes, hypertrophies partielles, dégénérescences diverses.

L'anesthésie locale constitue la seule ressource dans les cas où les anesthésiques généraux sont contre-indiqués : dans les lésions viscérales parvenues à un certain degré, les cas d'affaiblissement de l'économie, certaines opérations qui se pratiquent dans la bouche ou les fosses nasales; des accidents mortels peuvent survenir dans tous ces cas, c'est la syncope ou l'asphyxie.

Il est cependant des cas où l'on doit éviter l'éthérisation locale, telles sont les grandes opérations. Nous l'avons vue échouer dans l'ablation du rectum (obs. XIV), et M. Dolbeau a reconnu son insuffisance dans un cas de résection de l'épaule.

M. Demarquay la rejette complétement dans l'amputation des membres, l'ablation des tumeurs volumineuses, en un mot dans toutes les opérations qui nécessitent des délabrements considérables.

Elle ne doit jamais être employée dans les opérations autoplastiques. La réaction qui survient pourrait, en effet, porter une profonde atteinte à la vitalité des lambeaux et déterminer leur mortification. Cet inconvénient est partagé, du reste, par le mélange réfrigérant.

Enfin, on l'évitera soigneusement dans les cautérisations par le fer rouge, car l'éther ne tarderait pas à s'enflammer, comme l'a observé une fois M. Monod. Il avait à pratiquer une cautérisation sur la jambe d'une jeune fille. Pour éviter la douleur, on avait versé une certaine quantité d'éther. M. Monod vit ce liquide s'enflammer au contact du fer rouge. Le feu, se propageant aux parties voisines, causa à la jeune fille une brûlure assez étendue. Le mélange réfrigérant devrait seul être appliqué dans ce cas.

Un autre inconvénient de l'éther, contre lequel il est bon de se mettre en garde, est son extrême inflammabilité lorsqu'il est répandu en certaine quantité dans une pièce close. Il existe dans la science plusieurs exemples de ces accidents. En voici un très-remarquable publié par le *Journal de chimie :* « Un élève avait préparé une solution éthérée. Voulant obtenir les matières que l'éther tenait en solution, il plaça la liqueur dans une capsule et la laissa sur une table du laboratoire. Cette opération avait lieu vers les quatre heures et demie. A huit heures, une personne ayant eu besoin d'entrer dans le laboratoire avec une lampe, il y eut une inflammation immédiate de la vapeur renfermée dans toute la pièce. Heureusement que cette inflammation, qui eut lieu avec sifflement, ne donna lieu ni à un incendie, ni à aucun autre accident. La personne qui portait la lampe vit luire devant ses yeux un éclair et éprouva à la figure une légère sensation de chaleur, mais sans que ses cheveux fussent brûlés. Nous ne pensons pas qu'il en eût été de même si, au lieu de se trouver à l'une des extrémités de la pièce, elle se fût trouvée dans le centre. La quantité d'éther qui avait servi à faire la solution s'élevait tout au plus à 50 ou 60 grammes. »

Tous les points de l'organisme ne sont pas également impressionnés par l'éther. Ce fait physiologique n'avait pas échappé à l'attention d'Aran, qui avait remarqué que la sensibilité était en raison directe de la finesse de l'épiderme ; c'est ainsi que la peau du scrotum présente à un haut degré cette sensibilité. Le contact de l'éther y est, en effet, fort souvent douloureux.

Il en est de même des muqueuses, sur lesquelles l'éther détermine de vives sensations de brûlure. Cette prédisposition ne constitue pas cependant une contre-indication absolue à leur anesthésie.

On a vu précédemment combien la muqueuse du prépuce et celle du vagin se distinguent par leur extrême sensibilité.

Et maintenant, nous pouvons établir un parallèle entre l'éther et la glace, qui a joui jusqu'ici de la faveur des chirurgiens.

Tous deux produisent une réfrigération puissante, mais la glace l'amène lentement et l'éther avec rapidité. L'une est douloureuse, l'autre l'est beaucoup moins. La première exige une disposition spéciale des parties : le second peut être dirigé sur tous les points du corps et même dans la profondeur des tissus, à mesure qu'ils sont incisés.

L'éther peut être modéré dans son action ; la glace, au contraire, congèle quelquefois les tissus dans toute leur épaisseur ; et tandis que le premier n'amène qu'une faible réaction, la seconde peut aller jusqu'à la gangrène. La glace manque souvent, mais l'éther est toujours et partout à la disposition des chirurgiens.

Ces considérations démontrent suffisamment la supériorité de la pulvérisation de l'éther sur le mélange réfrigérant.

De tout ce qui précède, nous pouvons conclure :

1º Que l'anesthésie locale par l'éther est appelée à rendre de grands services à la médecine opératoire ;

2º Qu'elle est surtout indiquée dans les opérations superficielles et de courte durée ;

3º Qu'elle est insuffisante dans les opérations graves et étendues, pour lesquelles l'anesthésie générale est la seule applicable ;

4º Que l'éther pulvérisé l'emporte sur les autres agents anesthésiques locaux ;

5º Que son emploi doit être évité dans les autoplasties, dans les cautérisations au fer rouge, et en général dans les opérations sur les muqueuses ;

6º Enfin qu'elle n'exerce pas d'influence sensible sur la marche des plaies.

EXTRAIT

De l'Union Médicale, Juin 1866

Paris. — Typographie Félix Malteste et Cⁱ, rue des Deux-Portes-Saint-Sauveur , 22.

9 782019 239695